AF455297

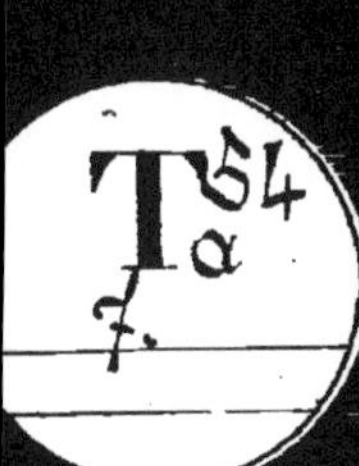
T
54
a
7.

CIRCULATION ARTÉRIELLE

DU TESTICULE

(ANATOMIE COMPARÉE)

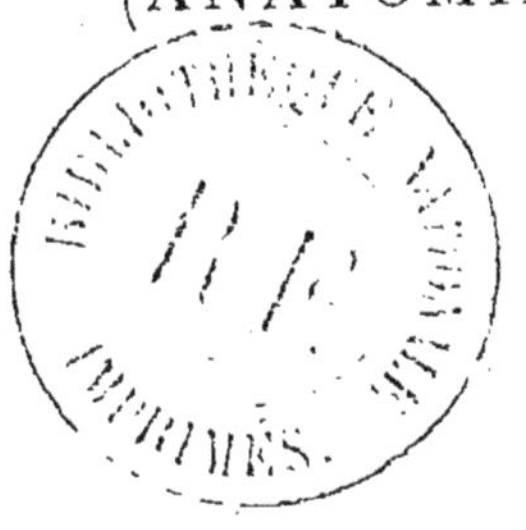

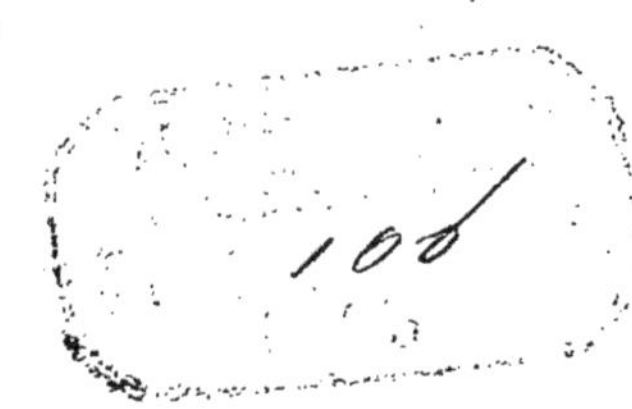

PAR

Le Docteur ARROU

Ancien interne lauréat
Prosecteur des hôpitaux

PARIS

G. STEINHEIL, ÉDITEUR

2, RUE CASIMIR-DELAVIGNE, 2

1893

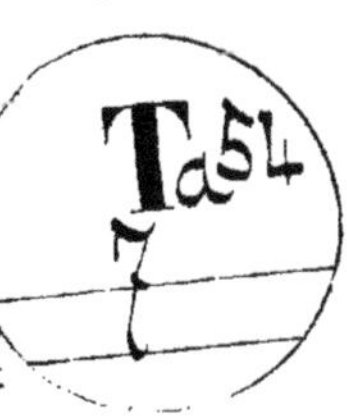

CIRCULATION ARTÉRIELLE DU TESTICULE

(ANATOMIE COMPARÉE)

IMPRIMERIE LEMALE ET Cie, HAVRE

CIRCULATION ARTÉRIELLE

DU TESTICULE

(ANATOMIE COMPARÉE)

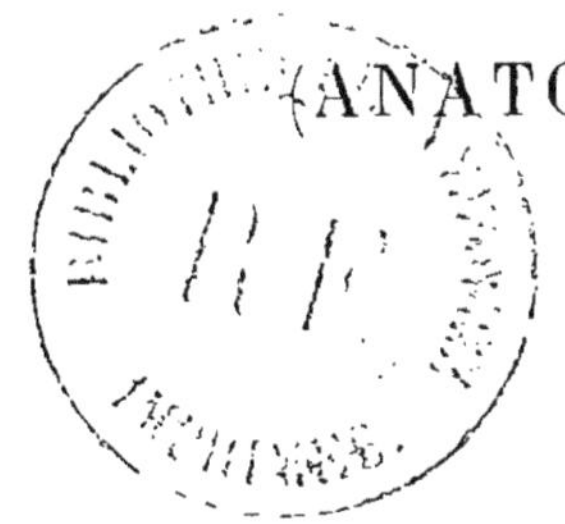

PAR

Le Docteur ARROU

Ancien interne lauréat
Prosecteur des hôpitaux

PARIS

G. STEINHEIL, ÉDITEUR

2, RUE CASIMIR-DELAVIGNE, 2

1893

CIRCULATION ARTÉRIELLE DU TESTICULE

(ANATOMIE COMPARÉE)

AVANT-PROPOS

Ce travail est le résultat de recherches entreprises, en 1891 et 1892, à l'amphithéâtre d'anatomie des hôpitaux. Ces recherches ont été contrôlées par mes amis MM. Sebileau, Demoulin et Faure.

Les préparations sont conservées, du moins en majeure partie. Une vingtaine d'entre elles ont été présentées à la *Société de biologie* en notre nom commun, par M. Sebileau ; c'est à lui d'ailleurs que je dois l'idée première de ce travail, et mes premières dissections ont été faites sur des pièces injectées par lui.

Enfin une quarantaine de préparations, toutes d'anatomie comparée, sont actuellement à Clamart dans le cabinet du prosecteur.

Le plan des descriptions qui vont suivre est celui que j'ai adopté dans mes dissections.

Les dispositions anatomiques constatées chez l'animal sont mises en première ligne, puis vient l'homme et la facile comparaison entre l'un et l'autre.

Peut-être voudra-t-on reconnaître, aux tendances qui nous poussent aujourd'hui vers l'anatomie comparée, l'avantage de mieux nous faire découvrir ou interpréter ce qui existe chez l'homme. C'est un moyen de contrôle qui tend à prendre une place de plus en plus grande dans les écoles étrangères et aussi chez nous.

Technique générale.

Qu'il s'agisse de microscope ou de préparations anatomiques ordinaires, du ressort de la dissection, les procédés techniques ordinaires ont pris une telle importance qu'on ne peut plus se dispenser d'indiquer ceux dont on s'est servi. C'est ce que je vais faire ici, comme l'ont fait de plus compétents que moi, M. Lejars, par exemple, à qui nous devons la vulgarisation des meilleurs procédés d'injection en cours actuellement chez nous. Ce sera d'ailleurs une façon toute indiquée de contrôler mes recherches, et, pour ceux qui voudraient les reprendre ou en instituer de semblables, cela évitera plus de temps perdu qu'ils ne seraient peut-être portés à le croire.

Technique générale pour servir à l'injection de l'artère spermatique. — La plupart des matières employées le sont à chaud, on aide beaucoup leur pénétration en réchauffant l'organe à l'avance. Mais il ne faut pas croire qu'un instant suffise. Le testicule élève sa température, du moins au centre, avec beaucoup de difficulté, en particulier chez les animaux à albuginée épaisse (cheval). Le mieux est de procéder lentement, de laisser par exemple la glande immergée 4 heures dans un bain maintenu aux environs de 45°. Il est même bon, je crois, de moucheter ou d'inciser l'enveloppe fibreuse, mais seulement dans sa partie toute proche de l'épididyme ; en ce point, les artères manquent presque totalement.

L'hydrotomie est non seulement inutile, mais nuisible, du moins pour les artères : L'eau extravasée dans la pulpe, et emprisonnée par le tissu fibreux des lobes, comprime certainement les rameaux terminaux des artères, car on ne réussit jamais à rien obtenir de convenable.

Matières à injections chaudes. — 1° *Suif*, etc., c'est-à-dire la préparation ordinaire. Je l'ai successivement pris, abandonné, puis repris. Le suif *bien filtré* pénètre fort bien, il n'y a pas à le nier. Mais il casse bien facilement.

2° *Blanc de baleine, cire et térébenthine.* — Injection plus malléable, ce qui est un bien grand avantage, et qu'on peut rendre extrémement pénétrante en augmentant à volonté la dose de térébenthine. Mais il faut la renouveler souvent : la masse devient trop dure et perd là tous ses avantages.

3° *Gélatine.* — Rien ne remplace la gélatine, à mon sens, pour les injections de longue durée, celles de tout un département artériel ou veineux par exemple. Elle se solidifie en effet avec beaucoup de lenteur, et, si la pièce est arrosée d'eau très chaude ou injectée dans le bain, on peut prendre tout son temps et ne pousser que très doucement, ce qui met à l'abri des ruptures. On affirme qu'elle diffuse trop ; c'est vrai, quelquefois, mais ce n'est pas une diffusion pure et simple, c'est une diffusion après rupture. On a poussé trop fort.

4° *Térébenthine et cire.* — Excellente injection pour la préparation des artérioles qu'on ne doit pas disséquer, mais seulement « montrer » sur une membrane. C'est le procédé de M. Schwartz pour les vaisseaux des séreuses de la main. Je l'ai copié pour mettre en évidence les branchioles funiculaires.

Matières à injections froides. — 1° *Plâtre et safranine.* — Les vétérinaires l'emploient beaucoup. Elle pénètre assez bien, mais reste cassante, évidemment, et ne convient qu'aux rameaux superficiels. Il y a, je crois, mieux que cela.

2° *Cire à cacheter* (noire de préférence) et *alcool.* — Si j'ai un regret, c'est de ne pas l'avoir connue plus tôt. On triture la cire dans un mortier, avec un peu d'alcool méthylique, suffisant dans l'espèce, jusqu'à formation de pâte très liquide, dont on pousse la coloration aussi loin que possible. Vingt-quatre heures de repos, pour être certain que tout est bien dissous, et voilà une masse à injection qu'il suffira de bien boucher pour n'avoir plus à s'en préoccuper. Le jour où on veut l'employer, on la pousse avec la lenteur que bon semble, sans jamais forcer, et il est rare de ne pas trouver tout injecté, jusqu'aux dernières artérioles. Le seul inconvénient c'est qu'elle coûte cher, et que l'embout de cuir ou de feutre des seringues a besoin d'être aussitôt nettoyé et assez souvent renouvelé.

M. Charpy m'avait parlé d'une injection d'encre de Chine en solution dans l'alcool, très en honneur en Allemagne. Je ne sais pas en quoi elle peut être supérieure à la solution alcoolique de cire noire, car je ne l'ai pas employée.

Matières colorantes. — 1° La *safranine* a déjà été indiquée ; c'est une belle couleur, mais elle m'a paru s'allier assez mal aux matières grasses (?).

2° *Bleu de cobalt.* — Bien trituré au mortier avec un peu d'huile (jamais d'alcool dans les mélanges ou entre la térébenthine) le cobalt donne une superbe coloration bleue, très tranchante, beaucoup plus visible pour les yeux qui voient mal le rouge.

D'ailleurs, ici, sa supériorité est incontestable. Certains testicules d'animaux sont rosés sur la tranche plus que celui de l'homme, qui est jaunâtre. Seule, une couleur noire, ou tout au moins bleue, se détache suffisamment pour qu'il soit facile de suivre les artérioles.

3° *Violet d'aniline.* — C'est celui que j'ai employé avec la gélatine. Il se mélange bien, passe bien, mais diffuse un peu trop facilement. Néanmoins on retire bénéfice de son emploi.

4° *Carmin.* — Diffusion trop facile, et surtout prix beaucoup trop élevé pour être employé sur une grande échelle.

L'artère spermatique du bélier.

Dispositions générales. — Le testicule du bélier est loin d'avoir le volume de celui du cheval : si celui-ci représente approximativement le poing d'un adulte, celui-là n'est guère plus gros que le poing d'un enfant. De plus, sa forme et son orientation sont différentes. Il n'est ni horizontal comme celui du cheval, ni oblique comme celui de l'homme, mais exactement vertical. Il a donc un pôle supérieur, par où lui arrivent les éléments du cordon, et un pôle inférieur que nous verrons contourné par l'artère.

Il est encore une disposition bizarre de l'épididyme, de laquelle il est bon d'être prévenu, sous peine d'enlever complètement sa tête lorsqu'on décortique l'organe, ou tout au moins de briser les vaisseaux ténus qui s'y rendent.

La glande, en raison de sa position verticale, ayant un bord antérieur et un bord postérieur, c'est celui-ci qui est occupé par l'épididyme. Le corps et la queue se voient, se délimitent sans grande difficulté. Il n'en est plus de même au niveau de la tête. Celle-ci s'incline sur la face externe de l'organe, puis s'aplatit à tel point qu'il devient difficile de la chercher et qu'on passe outre si on ne procède pas lentement. On ne peut mieux la représenter qu'en la comparant à une pièce de 2 francs intimement accolée à la face externe de la tunique albuginée. Cette union, cependant, n'est pas telle qu'on ne puisse en triompher avec le simple manche du scalpel, ou mieux encore avec l'ongle. On reconnaît alors que

HISTORIQUE

Rien n'est plus simple que d'exposer la manière de voir des auteurs étrangers et français en matière de circulation artérielle du testicule. Tous admettent une branche épididymaire et une branche testiculaire, celle-ci divisée en rameaux profonds et en rameaux superficiels. C'est la description du professeur Sappey, de Cruveilhier, de M. Testut, de M. Charpy.

Seul, parmi les étrangers, Krause (*Angéiologie*, p. 350) donne une figure où la marche en fronde de l'artère est indiquée, du moins dans ses rameaux principaux.

Enfin, M. Bimar, dans un article du *Journal d'anatomie* (1888) et dans une communication à l'Académie des sciences (même année), étudie l'artère spermatique chez l'homme et chez les animaux, et donne des détails précieux sur le trajet intra-glandulaire des artérioles.

Cuvier, dans ses *Leçons d'anatomie comparée* (1846), reproduit l'opinion classique ; Milne-Edwards fait de même. On ne trouve que dans le livre de M. Chauveau (t. VIII, p. 106) quatre ou cinq lignes sur le trajet externe de l'artère spermatique du cheval.

Tel est l'état de cette question, que j'ai eu la bonne fortune de trouver incomplètement traitée, et à l'étude de laquelle j'ai consacré six mois de dissection à l'amphithéâtre d'anatomie des hôpitaux.

---

cette tête aplatie forme un tout bien isolé par une tunique fibreuse, spéciale, facile à détacher, sorte d'albuginée faible, reliée à l'albuginée testiculaire par une nappe celluleuse qui s'infiltre par la macération prolongée.

Technique. — La technique la plus simple est ici la meilleure, du moins pour la préparation des branches superficielles; celles de la pulpe demandent quelques soins particuliers qui seront indiqués plûs tard.

L'organe est immergé pendant 2 heures dans un bain à 40°, qu'on porte à 60° ou 70° quelques minutes avant d'injecter. Quant à la matière à injection, je me suis toujours bien trouvé de la formule :

Térébenthine de Venise.................	250	gr.
Cire blanche..........................	150	—
Blanc de baleine......................	500	—

Le suif est ici à peu près impossible à manier. S'il passe bien, en revanche il se prête mal à la dissection d'une artère aussi enroulée que celle dont il est question ici. Il faut pouvoir la dérouler, et c'est ce à quoi on ne parvient guère avec la masse ordinaire des injections d'amphithéâtre. Enfin, il paraît à peu près impossible d'injecter au suif les très fines branches de l'épididyme, lesquelles n'apparaissent nettement qu'avec la térébenthine mise en excès.

A titre de contrôle, et d'après le conseil que m'en a donné M. Charpy, j'ai poussé par l'artère une injection de cire à cacheter noire dissoute dans de l'alcool. Ce procédé est très mauvais pour la dissection des gros troncs, qu'il devient impossible d'étirer; mais il est parfait comme moyen de pénétration, et permet de faire apparaître en beau noir les plus fines ramifications vasculaires Dans l'espèce, cependant, il ne m'a point paru supérieur à celui plus haut indiqué, lequel est parfaitement suffisant pour l'étude des spirales artérielles si compliquées et si riches chez le bélier.

Dissection. — L'artère spermatique du bélier est très peu flexueuse dans l'abdomen de l'animal. Je ne l'ai point injectée en ce point, mais il m'a été facile de la suivre jusqu'à son entrée dans le canal inguinal. Son calibre, en effet, est à peu près celui de la radiale de l'homme, du moins dans cette partie de son trajet.

A dater de l'orifice inguinal superficiel, commence une nouvelle disposition du vaisseau, disposition telle que sur nul autre animal je ne l'ai rencontrée aussi prononcée. L'artère s'enroule. décrivant des spirales contiguës, horizontales ou obliques comme autour d'un axe figuré par le cordon lui-même.

Cet enroulement est à son maximum au niveau du pôle supérieur du testicule.

L'ensemble du vaisseau spiralé représente assez bien un ressort à boudin, un cône à base appliquée sur le testicule : cette base est quelque peu excavée et reçoit l'organe comme le ferait un coquetier renversé. La longueur totale du cône n'excède jamais dix centimètres ; au delà de cette distance, l'artère devient simplement flexueuse, puis à peu près droite. C'est dire que toute flexuosité, du moins prononcée, s'arrête à l'orifice profond du canal inguinal.

Quelques chiffres pour mieux apprécier encore la bizarrerie de cette disposition hélicine. Si on déroule l'artère, — manœuvre de patience, mais en somme assez facile à mener à bien, — on lui trouve une longueur de deux mètres. Or, il n'y a guère plus de quarante centimètres de la région rénale du bélier au fond de ses bourses. Il est dès lors facile de se rendre compte du trajet compliqué qu'a dû subir le vaisseau.

Sur des coupes, déposées à Clamart, on peut voir le vaisseau artériel coupé 12, 15, 16 fois, sur la même tranche horizontale : cette dernière coupe porte, bien entendu, sur la partie du cordon immédiatement contiguë au testicule, c'est-à-dire sur la partie la plus contournée de l'artère.

Branches. — Dans son trajet funiculaire, l'artère donne deux ordres de rameaux absolument constants : 1° Quelques branches ténues aux enveloppes du cordon. Ces branches apparaissent très bien par l'injection à la cire noire et se voient tout de suite, sans grande préparation.

D'ailleurs, quelle que soit la matière injectée, vingt-quatre heures de dessiccation sur le liège permettent de les apercevoir, tranchant en bleu ou en rouge sur le fond terne des enveloppes scrotales. Leur calibre est des plus minimes. Elles se rapprochent en cela de tous les rameaux funiculaires donnés par la spermatique chez les différents animaux.

2° Des branches à l'épididyme. — Ces deux branches naissent de la spermatique assez haut, à quatre ou cinq centimètres au-dessus du testicule, s'accolent simplement au ressort spiral figuré par l'artère, et aboutissent finalement à l'épididyme de la façon suivante :

a) Une branche sur le corps de l'épididyme, s'insinue dans ses replis, copie ses inflexions, et s'épuise finalement dans la queue de l'organe.

b) Une branche se dirige vers la tête de l'épididyme et se bifurque en deux rameaux, un pour chacune des faces de l'espèce de médaillon aplati formé par cette partie du canal épididymaire.

C'est là, je le répète, une disposition constante et facile à vérifier. Or, elle s'éloigne de ce qu'on peut trouver chez certains autres animaux. N'y aurait-il donc pas ici une explication à fournir, quelque détail anatomique commandant un semblable arrangement? Il me semble avoir trouvé cette explication dans la situation particulière de la tête de l'épididyme chez le bélier. Cette tête n'occupe pas, comme chez nous, le pôle antérieur du testicule, elle est rejetée sur la face externe, assez loin des bords de l'organe. Elle ne se trouve donc plus sur le chemin de l'artère spermatique. Il s'ensuit que cette dernière aurait le chemin le plus bizarre à suivre, s'il lui fallait envoyer ses branches terminales dans cette tête ainsi déviée. Bien plus simple pour elle est de donner tout de suite à l'épididyme les rameaux qu'elle lui doit; elle continue ensuite sa route normale, et va se terminer où elle se termine toujours, c'est-à-dire dans la région du pôle antérieur (supérieur ici) ; mais là elle s'épuise dans le testicule et l'albuginée, non plus dans l'épididyme, puisque celui-ci est normalement dévié de la position qu'il occupe chez les autres animaux, et s'est écarté de la route ordinaire de l'artère. Telle est l'explication qui m'a paru plausible : une disposition absolument spéciale de l'épididyme explique les branches à lui données par l'artère spermatique.

Voilà l'artère conduite jusqu'au testicule. Au point précis où elle l'aborde, son calibre est au moins égal à celui de la radiale au poignet, et ce volume relativement considérable se maintient encore pendant quelques centimètres. Suivons-la jusqu'à sa terminaison.

Arrivée au contact de l'albuginée, elle pénètre immédiatement dans l'épaisseur de cette membrane et se maintient constamment dans la zone intermédiaire aux deux couches fibreuses qui la constituent. Le point de pénétration répond au pôle supérieur de la glande. Delà l'artère redescend le long du bord postérieur, non pas sous l'épididyme, mais à côté de lui et plus en dehors, c'est-à-dire sur la partie contiguë de la face externe. Avant d'atteindre le pôle inférieur, elle se dévie juste de ce qu'il faut pour venir s'engager sous la queue de l'épididyme, et finalement apparaître à l'extrémité inférieure de l'orgaue. C'est là qu'elle va donner ses branches.

Dans toute cette première partie de son trajet l'artère est remarquable par les quelques flexuosités à grand rayon qu'elle dessine dans la trame albuginique. Mais elle est surtout remarquable par l'absence absolue de toute espèce de branche, petite ou grosse ; elle n'en donne ni par ses bords, ni par sa face contiguë à la glande. C'est seulement au point le plus déclive de l'organe qu'elle commence à se diviser

Ces divisions sont régulièrement disposées en éventail, deux ou trois sur la face externe, deux ou trois sur la face interne. Elles remontent toutes vers le pôle supérieur du testicule, tout de suite, refaisant en sens inverse le chemin déjà parcouru par l'artère sur le bord opposé. Chemin faisant, elles se bifurquent une première fois, puis chaque branche ainsi formée se bifurque à son tour, d'une façon toujours régulière.

Ces rameaux de terminaison ont une fixité remarquable dans leur façon d'être, et leur aspect est caractéristique du testicule du bélier, qu'on reconnaît presque à distance grâce à leur disposition toujours identiques. Leurs caractères sont les suivants :

1° Tous ces rameaux se divisent en remontant vers le pôle supérieur du testicule.

2° Dans ce trajet ils accentuent encore leurs flexuosités, mais avec une régularité telle que le parallélisme n'est jamais détruit.

3° Aucune anastomose ne les unit les uns aux autres.

4° Ils s'épuisent et disparaissent à l'extrémité toute supérieure de l'organe.

Leur réunion offre un aspect des plus élégants, qui rappelle assez bien les galons enroulés sur les manches des dolmans. Le bélier et le taureau sont les seuls animaux qui présentent ces détails aussi prononcés ; ils s'atténuent beaucoup chez le cheval et bien plus encore chez l'homme, où les flexuosités ne sont qu'ébauchées, bien que reconnaissables encore, même sur le vivant, au cours des cures radicales d'hydrocèles.

RAMEAUX INTRA-GLANDULAIRES

Jusqu'ici nous n'avons fait que suivre le vaisseau artériel à la surface de l'organe, chose d'ailleurs facile à faire, et pour laquelle la dissection la plus élémentaire suffit. Autre chose est de mettre en évidence les branches profondes destinées aux canalicules glandulaires. Leur point d'origine se trouve tout de suite : il est sur les multiples rameaux qui parcourent les faces, et qu'on voit plonger en pleine pulpe. Leur trajet et leurs terminaisons ont été appréciés d'une façon toute différente par les auteurs, suivant qu'ils ont employé les procédés histologiques (coupes étagées) ou qu'ils s'en sont tenus à la dissection.

Le premier procédé, procédé des coupes, est radicalement mauvais dans l'espèce. C'est lui qui a causé l'erreur de la grande majorité des anatomistes en ce qui concerne les artères dites « centrales » du testicule. Il est mauvais en ce qu'il montre un vaisseau coupé à la circonférence, et un vaisseau coupé au centre;

d'où la conclusion naturelle qu'il existe un double pédicule artériel, l'un périphérique, l'autre central (ce dernier pénétrant par le corps d'Highmore). Cette conclusion consacre une erreur. Il eût fallu, pour n'y point tomber, que la coupe eût été orientée assez heureusement pour rencontrer *dans toute sa longueur* la branche perforante, ce qui ne peut être, vu l'obliquité ordinaire de celle-ci. Mon intention n'est d'ailleurs pas de montrer dès maintenant toutes les conséquences fâcheuses de cette méthode ; il sera plus aisé et plus profitable d'y revenir en traitant des artérioles du testicule de l'homme, question fort controversée dans ces quatre dernières années (Bimar, 1886 et 1888 ; Charpy, 1891).

Le second procédé, procédé de la dissection pure et simple, est évidemment le meilleur toutes les fois qu'il peut être mis en usage. La chose est possible ici, mais elle n'est pas facile. Pour tourner la difficulté, un excellent moyen consiste soit à laisser pourrir le testicule dans l'eau ordinaire, pendant quelques jours, soit à l'oublier un mois dans une solution légère de chloral (2 0/0) soit encore à l'attaquer par l'acide tartrique.

Il est incontestable qu'un organe à demi décomposé se prête merveilleusement à la dissection, à tel point qu'un filet d'eau fait déjà la moitié de la besogne. Néanmoins, l'immersion chloralée, longtemps prolongée, permet d'y voir à peu près aussi bien, et de plus conserve intacte toute la charpente fibreuse, albuginée, cloisons et corps d'Highmore. L'organe ainsi préparé est fixé sur une planche de liège, et incisé suivant toute la longueur de son bord non épididymaire (privé de vaisseaux). Les lèvres de l'incision sont érignées en dehors. Il ne reste plus qu'à attaquer la pulpe avec les pinces ; les ciseaux et le scalpel font ici de mauvaise besogne.

Sur une préparation ainsi disposée, on voit descendre du pôle supérieur, occupé par les spirales artérielles, une cloison verticale, médiane, blanchâtre, manifestement fibreuse. qui s'arrête après avoir parcouru verticalement les deux tiers du diamètre vertical du testicule. C'est le corps d'Highmore. En dehors, on voit la coupe de l'albuginée érignée comme nous l'avons dit. Enfin, de l'un à l'autre l'instrument heurte des travées résistantes, très fixes, excessivement nombreuses, ce sont les cloisons fibreuses limitant les loges. Ces détails connus, il va devenir facile de suivre la marche si curieuse des branches artérielles profondes.

Celles-ci partent naturellement des branches de terminaison de la spermatique, situées, nous l'avons vu, sur les faces latérales de la glande, assez loin de l'épididyme, et parallèle au grand axe. Elles sont au nombre de 12 à 15 environ de chaque côté, disposées comme leurs branches d'origine sur des plans différents. Quelques-uns cependant montent du bord de l'organe (non plus de la face) et serviront de trait d'union anastomotique entre les branchioles de droite et celles de gauche. Leur calibre est celui d'une fine aiguille. Dans leur trajet plongeant, elles se conservent *absolument rectilignes* et dépourvues de sinuosités; c'est la première fois que ce détail a lieu d'être signalé dans la région qui nous occupe. De la sorte l'ensemble formé par la coupe du corps d'Highmore et le rendez-vous sur lui de ces nombreuses branches artérielles à des niveaux différents, donne assez bien la figure de barbes de plume convergeant vers une tige commune.

Telle est la disposition qu'un peu de patience suffit à mettre en parfaite évidence. Elle est constante, non seulement chez le bélier, mais chez le chien, le chat, le cheval, et se retrouve chez l'homme sur les pièces bien préparées et injectées à la cire à cacheter. On la voit sans peine chez le bélier, avec les injections les plus ordinaires, blanc de baleine, suif. Mais les injections très fines sont seules capables de nous montrer l'épanouissement ultime qui nous conduit, on s'en souvient, jusqu'au contact du corps d'Highmore. C'est en ce dernier point qu'il va nous falloir suivre l'artère.

Ramuscules terminaux de la pulpe glandulaire. — Arrivée à la cloison médiane, l'artériole paraît se heurter à un obstacle infranchissable. Si on veut bien me passer le terme, elle s'écrase là en un pinceau de 5 à 6 rameaux, ceux-ci bien derniers et terminaux, disposés de la façon la plus originale. En voici le détail : deux d'entre eux restent ordinairement accolés à la face correspondante du septum, l'un montant, l'autre descendant, l'un et l'autre s'épuisant après un centimètre environ, mais sans jamais avoir abandonné le contact interne de la cloison médiane. Les trois ou quatre autres, à peine nés, s'écartent radicalement de la direction du tronc primitif. En effet, ils *rebroussent chemin*, *franchement*, marchent du septum vers l'albuginée, parallèles à l'artériole-mère et parallèles entre eux, pour finalement se terminer dans les couches les plus périphériques du parenchyme. Il s'agit donc là d'un trajet récurrent, et la figure est tout à fait celle d'un saule pleureur. Cette disposition est typique. Je ne sache pas qu'elle existe semblable dans un quelconque des autres organes de l'économie.

Or, ce n'est point ici affaire de surprise, ni d'anomalie rencontrée et décrite comme règle ; c'est un arrangement constant, toujours le même, parfaitement régulier comme ensemble et détails. J'ai pu préparer une vingtaine de testicules de bélier pris à l'abattoir de l'Assistance publique. Sur tous, il y avait l'ensemble du tableau ici donné. Mes amis Faure et Sébileau l'ont contrôlé, dessiné, et si j'insiste autant ici, c'est parce que cette disposition si particulière, trouvée chez le bélier, a été l'origine de recherches semblables sur d'autres animaux et sur l'homme.

Notons que pas une artériole de la face interne, par exemple, ne traverse le septum pour s'unir à une artériole de la face externe. Le corps d'Highmore n'est jamais troué. Cependant, la circulation des deux faces est *une*, en ce sens que des rameaux secondaires d'un côté gagnent le côté opposé, en passant au-dessous du corps d'Highmore dans le point où celui-ci cesse d'exister.

Les branches dites profondes existent-elles? — On a pu remarquer au cours de cette description, que jamais il n'a été question de branches de l'artère spermatique descendant directement dans l'épaisseur du corps d'Highmore, pour de là rayonner dans toutes les directions, se distribuer à la pulpe, et là s'unir facilement ou non avec les branches venues de la périphérie. Cependant, c'est la description classique partout reproduite sans variantes, dans les mêmes termes et sans même mention d'anomalie inverse. C'est elle qu'on trouve dans *Chauveau*, dans *Milne-Edwards*, dans *Cuvier*. (Il est vrai que Cuvier étudie beaucoup les cloisons fibreuses et le septum d'Highmore, et fort peu l'arrangement vasculaire.) Où est l'erreur? Ce que je puis certifier de mon côté, c'est que jamais je n'ai trouvé trace de branches profondes, à quelque niveau que j'eusse fait l'injection, et quelque matière fine que j'eusse employée. Pas une fois il ne m'a été donné de saisir la moindre branchiole abordant franchement le testicule par son axe fibreux. Toujours l'artère s'enroulait préalablement suivant ses bords, et ne donnait que tardivement des rameaux, ceux-ci certainement périphériques au début.

L'erreur doit venir du procédé des coupes, sur lequel je me suis déjà expliqué et dont j'aurai occasion de parler encore à propos du testicule de l'homme. Le rasoir atteint toujours une branche albuginique, et toujours une quelconque (au moins) des branches terminales appliquées en gerbe divergente sur le septum central ; jamais il ne découvrira dans toute son étendue le rameau perforant oblique, étendu de l'un de ces points à l'autre. Conclusion : on décrira une artère périphérique et une artère centrale. La première sera intra-albuginique (ce qui est vrai) ; la seconde sera appliquée sur le corps d'Highmore, et « viendra d'une branche directe, profonde d'emblée, de l'artère spermatique » (ce qui est inexact).

En terminant ce qui a trait à l'artère spermatique du bélier, je dois avouer que j'ai tiré grand avantage de la direction relativement facile du testicule de cet animal. En effet, jamais je n'aurais songé à rechercher chez l'homme certains détails bizarres des dispositions intimes des artères, jamais surtout je n'aurais appris à me défier du procédé des coupes, qui a trompé nombre d'anatomistes.

Enfin, ce qui a été dit jusqu'ici, — un peu longuement peut-être, — simplifie beaucoup l'intelligence de ce qui va suivre, et permettra d'être plus bref sur les détails similaires des vaisseaux artériels chez les autres animaux, et même chez l'homme.

Résumé. — L'artère spermatique du bélier, après s'être enroulée en spirale dans le cordon, arrive au testicule.

En ce point, elle donne deux branches à l'épididyme. Puis, s'engageant dans l'albuginée, elle contourne le pôle inférieur, le bord antérieur de l'organe, et s'épuise finalement dans la région du pôle supérieur.

Chemin faisant, elle se ramifie régulièrement en branches parallèles, flexueuses, intra-albuginiques.

De ces branches partent des rameaux plongeants, non flexueux, qui suivent les cloisons pour s'arrêter enfin au contact du corps d'Highmore.

Là, ces branches s'épuisent en un bouquet terminal de rameaux très fins, récurrents, lesquels reviennent sur leurs pas pour se distribuer à la pulpe glandulaire.

Les branches dites « centrales », et entrant directement par le corps d'Highmore, n'existent pas.

Artère spermatique du cheval.

Dispositions générales du testicule et de l'épididyme chez le cheval. — Le testicule du cheval est un volumineux organe, très dur et très résistant, qui atteint souvent les dimensions d'un poing d'adulte. Sa forme est très exactement celle du même organe chez l'homme, et ce n'est pas seulement le seul point d'analogie qu'il y aura lieu de relever entre l'un et l'autre. Comme chez l'homme, il est dirigé d'avant en arrière, avec une obliquité presque semblable. Sa description complète comporterait donc : deux faces, deux bords (supérieur ou épididymaire, et inférieur), et deux extrémités, l'une située en avant, l'autre reportée en arrière.

L'épididyme possède une tête renflée et non déjetée sur une face, comme chez le bélier, mais bien en place sur le pôle antérieur. Le corps et la queue n'offrent aucun détail particulier, sinon l'épaisseur de la tunique fibreuse qui les entoure.

L'albuginée du cheval est une membrane extrêmement résistante, dont l'épaisseur est bien près d'atteindre 2 millim. Les auteurs décrivent en elle des fibres musculaires lisses. Mais, ce qu'on voit sans microscope, à l'aide de la simple dissection, c'est l'arrangement suivant : deux plans très nets du tissu fibreux qui la compose. Ramolli par la macération dans l'acide tartrique (48 heures suffisent) ce tissu se laisse aisément décomposer en deux couches superposées. L'une, externe, enveloppe toute la glande, vaisseaux compris, mais ne pénètre pas dans les cloisons interlobaires. L'autre interne, un peu moins épaisse, se continue avec ces mêmes cloisons, et, en définitive, avec le corps d'Highmore. Entre ces deux lames existe un tissu intermédiaire, conjonctif évidemment, mais non pas fibreux, au sein duquel s'engage sans trop de difficulté le manche du scalpel. C'est dans ce tissu intermédiaire que siègent les vaisseaux. Ceux-ci en sont séparables, et j'ai utilisé cette disposition pour injecter la spermatique au cours même de son trajet intra-albuginique, c'est-à-dire tout près de sa terminaison, et c'est de cette façon bien simple que j'ai pu découvrir la terminaison du vaisseau dans la tête de l'épididyme, détail qui échappe toujours sans l'emploi de cette technique.

En passant, mais j'y reviendrai plus tard, je signale l'abus de langage qui consiste à qualifier de « sinus » les vaisseaux de l'albuginée. Dans ce qu'on appelle « sinus », le vaisseau perd sa tunique propre que remplacent les éléments fibreux de la membrane enveloppante, et ne garde avec lui que son épithélium caractéristique. Or, ici pareille transformation n'existe pas, l'artère garde sa paroi propre et se trouve même quelque peu séparée des lames fibreuses par le lit cellulaire plus haut signalé.

Technique. — Il est nécessaire d'employer à la fois, chez le cheval, deux procédés consécutifs, si on veut injecter la totalité du département spermatique. L'artère est si longue et si enroulée, les veines qui l'entourent sont si pressées, les tissus traversés sont si résistants, qu'il est impossible d'obtenir du premier coup toutes les branches. Mieux vaut s'y prendre en deux temps. Mieux vaut encore injecter l'artère dans son trajet funiculaire avec l'intention de n'obtenir que les branches intra-albuginiques initiales. Quant à sa terminaison, on use d'un procédé que j'indiquerai quand nous en serons à ce point particulier ; mais pour cela il est préférable d'opérer sur un second testicule, tout à fait réservé à la préparation de ces branches terminales difficiles à montrer.

Le testicule du cheval est celui que j'ai injecté le plus souvent, en raison surtout des particularités de circulation qu'il m'a été donné de relever dans l'épididyme. Une quinzaine de mes préparations montées en pièces sèches, sont déposées à Clamart, dans le cabinet du prosecteur.

Le meilleur procédé d'injection m'a paru être le suivant : L'organe lavé et décortiqué de son épaisse tunique vaginale, est abandonné deux heures dans l'eau à 40°. Cinq minutes avant l'injection la température du bain est portée très haut, vers 70° ou 80° ; il n'y a à cela nul inconvénient, la coque fibreuse reste intacte et ne paraît subir aucun recroquevillement. Quant à la matière à injection, celle de blanc de baleine et de cire me paraît suffisante, à la condition d'élever la quantité de térébenthine à la moitié du total.

Rien n'est plus facile que de trouver l'artère au milieu des éléments du cordon, pourvu qu'on la cherche assez haut, un peu au-dessus de l'orifice du canal inguinal. Là elle n'offre plus les spirales qui gênent tant quand on cherche à l'isoler plus bas.

L'artère spermatique du cheval dans son trajet funiculaire. — Le calibre du vaisseau est supérieur en ce point à la radiale de l'homme prise au poignet : il se maintient tel ou à peu près jusqu'à l'arrivée au testicule.

Comme chez le bélier, le trajet est loin d'être direct. Le vaisseau s'enroule en spirales capricieuses, tellement obliques parfois qu'elles arrivent à se placer suivant un plan presque vertical. Les spirales s'exagèrent à la partie tout à fait inférieure, et le pelotonnement de l'artère bien injectée arrive à former une masse mal circulaire dont la coupe a près de trois centimètres de diamètre. Cette coupe rencontre l'artère 10 et 12 fois toujours obliquement.

Il est assez malaisé de dérouler ces spirales retenues et accolées par des éléments fibreux et par un plexus veineux très riche et très solide lui-même. J'ai tenu à le faire au moins une fois. L'artère, mesurée de l'orifice inguinal profond à son arrivée au testicule, atteignait un mètre et demi. Il n'y a guère plus de cinquante centimètres à ajouter de ce point à l'origine de la spermatique sur l'aorte, d'autant plus que le vaisseau perd là toute flexuosité au moins prononcée. C'est donc à un total de 2 mètres qu'on arrive pour le trajet entier.

Branches funiculaires et scrotales. — Dans son trajet au centre du cordon, l'artère abandonne quelques branches dont la note caractéristique est l'extrême exiguïté. Ces branches se distribuent aux enveloppes, quelques-unes se perdent sur les parois du plexus veineux. Les plus inférieures descendent jusqu'à proximité de l'épididyme, et là s'unissent aux rameaux terminaux que la spermatique envoie se perdre dans la partie antérieure de cet organe. Pour voir les unes et les autres plus facilement, il est bon de tendre fortement sur une tige, avec des épingles, les tuniques scrotales incisées de haut en bas ; après un jour de dessiccation, les rameaux injectés tranchent par leur couleur vive (bleue ou rouge) sur le fond terne de la préparation. D'ailleurs, leur importance n'est pas considérable ; le point le plus intéressant me paraît être ce détail, qu'elles s'unissent assez franchement aux rameaux artériels qui montent de l'épididyme.

La branche spéciale, dite épididymaire, existe-t-elle ?

Dans son trajet funiculaire, la spermatique *ne donne aucune branche à l'épididyme.*

C'est là un fait indiscutable, et qui m'a frappé dans toutes mes préparations ; nous avons vu qu'il n'en était pas de même pour le bélier. Le raisonnement qui nous a servi pour celui-ci semble pouvoir s'appliquer, mais en sens inverse, au cheval. Ce dernier animal n'a point l'épididyme contourné comme l'a le bélier ; la tête de l'organe occupe, tout simplement comme chez nous, l'extrémité antérieure du testicule. Elle se trouve donc sur le chemin de la spermatique, laquelle s'épuise en elle en rameaux très visibles. Ce détail, jusqu'ici méconnu, sera plus loin exposé avec les développements voulus. Je me contente ici d'insister sur cette absence de bifurcation de l'artère en « branche testiculaire » et « en branche épididymaire ».

Nous avons conduit l'artère jusqu'au testicule. Prenons-là en ce point, c'est-à-dire au moment précis où elle aborde l'albuginée.

Trajet de l'artère dans l'albuginée du cheval.— La spermatique atteint le bord supérieur du testicule à peu près exactement en son milieu : elle touche là le bord interne de l'épididyme, sous lequel elle semble se cacher pour pénétrer dans l'albuginée. Elle perfore cette membrane avec une certaine obliquité, s'engage entre les deux couches qui la composent et se dirige immédiatement en arrière. Elle parcourt aussi ce qui reste du bord supérieur de la glande, passe sous le renflement formé par la queue de l'épididyme, atteint puis dépasse le pôle postérieur de l'organe, parcourt tout son bord inférieur convexe et vient se terminer dans la tête de l'épididyme où nous la retrouverons tout à l'heure. Tel est le schéma rapide de sa marche ; voyons les détails.

Dans sa portion initiale, c'est-à-dire de son point d'arrivée à la queue de l'épididyme, l'artère ne donne aucun rameau. Ici, comme pour le bélier, j'ai toujours cherché vainement *les branches profondes* qui descendraient dans le corps d'Highmore, pour de là se répandre dans les lobes avoisinants. Il ne m'a jamais été possible d'en trouver une seule. A titre d'anomalie, d'ailleurs très rare, on peut voir un ou deux rameaux très fins se détacher des faces latérales du vaisseau artériel et prendre une direction propre ; mais jamais ils ne descendent dans la profondeur, vers la pulpe. Toujours ils restent dans les parties superficielles de l'albuginée et s'y épuisent très vite, sans atteindre le bord inférieur, vers lequel ils sont dirigés.

Sous la queue de l'épididyme, l'artère est encore indivise ; mais dès qu'elle a dépassé le pôle postérieur de la glande, les branches commencent à naître, nous allons voir de quelle façon.

Branches intra-albuginiques. — A dater du pôle postérieur, l'artère occupe le bord convexe du testicule, et marche directement en avant. C'est alors qu'elle commence à donner des divisions. Celles-ci naissent de ses faces latérales, et se branchent sur le tronc générateur à peu près perpendiculairement à sa direction, pour de là se répandre, les uns sur la face externe de la glande, les autres sur la face interne. Leurs caractères peuvent être réunis de la façon suivante :

1° Ces rameaux sont au nombre de 12 environ, pour chaque face.

2° Ils sont assez finement et régulièrement flexueux.

3° Ils sont et restent parallèles entre eux. Ils montent ainsi vers le bord épididymaire du testicule, mais ne l'atteignent jamais. C'est à peine s'ils arrivent jusqu'à la partie moyenne des faces latérales.

4° Ils sont interposés aux rameaux superficiels ascendants, et comme régulièrement intercalés entre eux. S'il arrive qu'un rameau veineux les croise, c'est en restant plus superficiel que le rameau artériel.

5° Jamais il n'existe entre eux la moindre anastomose ; ce détail ne m'a pas paru souffrir d'exceptions, tant est constante la régularité de distribution du vaisseau artériel dans l'albuginée.

On peut voir que cette description s'écarte assez manifestement de ce que nous avons vu chez le bélier, où les branches de divisions principales de l'artère couraient d'abord parallèles à celle-ci, avant de donner leurs rameaux profonds ; où la direction de ces branches, loin d'être perpendiculaire à celle du vaisseau principal, lui était parallèle et imitait les circuits bizarres du vaisseau principal.

Les caractères particuliers de la spermatique du cheval nous les retrouverons chez l'homme, avec des différences presque insignifiantes.

Des rameaux intra-albuginiques donnés latéralement par l'artère spermatique naissent les artérioles profondes dont l'étude va suivre.

Rameaux intra-glandulaires et ramuscules terminaux de la pulpe. — C'est le détail le plus difficile à mettre au jour de la circulation testiculaire chez le cheval. La raison en est que les cloisons fibreuses qui circonscrivent les lobes et s'appuient profondément sur le corps d'Highmore, sont d'une rigidité vraiment extraordinaire. Tout est épais, fibreux, dur, et comme l'artériole suit toujours exactement le centre de la cloison, on casse l'une fatalement en déchirant l'autre.

Il a bien fallu tourner la difficulté. L'essai de ramollissement des cloisons par la putréfaction ne donne à peu près rien ; les cloisons restent à peu près aussi résistantes. Seuls les acides en ont raison, mais au détriment des tuniques artérielles qui sont elles-mêmes corrodées. Pourtant la solution étendue d'acide tartrique semble tenir le juste milieu en ce sens qu'elle n'attaque jamais profondément le tissu fibreux. Celui-ci triple d'épaisseur, devient translucide, gluant et se laisse entamer facilement. C'est le résultat cherché. Pour bien faire chez le cheval, il est bon de s'y prendre à plusieurs fois, enlevant aujourd'hui ce que la solution acide a ramolli hier, et ainsi de suite. En agissant ainsi on met huit jours à préparer une pièce, mais elle ne laisse rien à désirer. C'est le procédé que j'ai le plus employé, au détriment sans doute des scalpels que l'acide attaque très vite, mais au grand bénéfice du résultat à chercher.

Par cette méthode, on arrive à déterminer la route suivie par les artères intra-glandulaires, et la distribution finale de celles-ci. Il est inutile de le répéter ici. Ce qui existe chez le bélier existe chez le cheval. Les rameaux intra-glandulaires suivent le centre des cloisons, à peu près rectilignes, fins comme des aiguilles.

Arrivés au corps d'Highmore, ils ont conservé leur calibre, ce qui tient à l'absence de toute branche secondaire.

Là, enfin, ils s'épanouissent en une gerbe divergente de 5, 6 rameaux dont les uns suivent le septum fibreux, dont les autres reviennent sur leurs pas pour se perdre dans la pulpe glandulaire. Cette disposition si caractéristique est ici aussi nette que chez le bélier. Mais elle est incontestablement beaucoup plus difficile à montrer en raison des difficultés de dissection. C'est pour cela probablement qu'elle a été mise en doute. Je ne crains pas de le répéter, la disposition est la même. Et on le croira bien plus facilement encore quand il aura été démontré que pas un animal n'échappe à cette loi de distribution centrifuge des rameaux derniers de son artère spermatique.

Cela dit des branches intra-glandulaires, voyons comment se termine le tronc même de la spermatique, que nous avons conduit jusqu'au pôle antérieur du testicule.

Terminaison de l'artère spermatique du cheval. — Elle s'effectue d'une façon très particulière, qui n'a jamais été signalée dans les traités spéciaux d'anatomie et dont les détails sont à noter. Cela explique l'injection de l'épididyme par la spermatique sans qu'il soit besoin d'en conclure à une branche spéciale née plus haut, dans le trajet funiculaire du vaisseau.

Technique. — Ici la technique acquiert une importance qu'on va pouvoir apprécier. Quelques soins qu'on prenne au cours de l'injection ordinaire au niveau du cordon, jamais on n'arrive à injecter l'appareil terminal de la spermatique chez le cheval. Le courant se fait sans doute un peu trop dans toutes les directions. Pour arriver à bien, il faut avant tout se garder d'employer le premier procédé qui vient à l'esprit, celui de l'hydrotomie, si utile ailleurs, quoi qu'on en ait dit. Le testicule hydrotomisé devient dur comme une bille, l'eau est emprisonnée sous l'albuginée et ne transsude pas.

Pour améliorer mes injections de branches intra-glandulaires et faire pénétrer plus avant la matière colorante, j'ai eu l'idée *d'isoler l'artère dans son trajet intra-albuginique même*.

La manœuvre n'est pas aussi difficile qu'on le pourrait croire;

il suffit que le hasard fasse qu'on l'emploie. Alors, quelque matière qu'on injecte on est certain d'arriver à bien, mais les résultats ne sont jamais plus beaux qu'avec le mélange de térébenthine et de cire blanche, poussé dans un bain d'eau presque bouillante. Rien n'est plus simple que de conserver ensuite la pièce en totalité, si on a soin de la piquer à l'alcool pendant sa dessiccation.

Rameaux terminaux donnés a l'épididyme. — La terminaison de la spermatique se fait suivant deux branches, qui m'ont paru constantes et dont voici le détail :

1° Une première branche, très courte, résultant comme sa congénère de la bifurcation du vaisseau sur le pôle antérieur du testicule, s'enfonce immédiatement dans la tête de l'épididyme et s'y épuise ;

2° Une seconde branche, plus volumineuse et plus longue, serpente dans le sinus épididymo-testiculaire, c'est-à-dire sur le bord externe de l'épididyme et cachée par lui. Cette branche constante, très flexueuse, s'épuise complètement dans le tiers antérieur, la moitié tout au plus, de l'épididyme. Chemin faisant, elle donne des rameaux qu'on peut diviser de la manière suivante :

a) *Rameaux interspiralaires.* — Ils pénètrent entre les spirales du tube épididymaire, dans le tissu toujours fibreux qui les sépare, et se perdent sur la paroi du canal. Ils sont assez analogues aux artérioles intra-glandulaires du testicule.

b) *Rameaux ascendants.* — Ceux-ci remontent le long du cordon, jusqu'à 10 centimètres environ et s'épuisent dans les différentes parties qui le constituent. Évidemment rien n'est plus simple que d'en conclure qu'ils s'anastomosent avec les branches funiculaires que la spermatique donne en passant. C'est d'ailleurs ce que j'ai pu voir une fois, où l'artère avait été injectée en rouge dans son trajet funiculaire, et en bleu dans sa partie intra-albuginique.

c) *Rameaux descendants.* — Ces derniers beaucoup plus fins, sont ceux pourtant qui apparaissent le plus clairement, la couleur de l'injection tranchant avec facilité sur le fond grisâtre de l'albuginée, qu'ils pénètrent très superficiellement. Certains d'entre eux se perdent tout de suite entre les lames de la tunique fibreuse. (Ils nourrissent cette partie toute supérieure de l'albuginée, que n'abordent pas les branches testiculaires de la spermatique, toujours épuisée avant ce point). Les autres, moins nombreux, enlacent la grosse artère au moment de son entrée dans la tunique fibreuse et lui servent manifestement de vasa-vasorum.

De ces trois sortes de rameaux terminaux de la spermatique dans l'épididyme, les plus importants et de beaucoup, sont ceux qui se distribuent entre les spirales de ce canal contourné. Viennent ensuite les longues branches ascendantes (10 centimètres) qui gagnent les éléments avoisinants du cordon. Quant aux ramuscules descendants, ce sont les moins volumineux et les moins nombreux.

Les branches dites « profondes » existent-elles ? — Pas plus ici que chez le bélier je n'ai pu mettre en évidence les prétendus rameaux qui pénétreraient le corps d'Highmore pour se perdre dans la partie adjacente des lobes. Plus tard, lorsque j'ai poussé l'injection à l'orcanette pour préparer les veines par les artères, je n'ai pas été plus heureux, alors pourtant que de beaux réseaux veineux centraux étaient ainsi mis en évidence. Force m'est d'en conclure que la branche partout décrite, et dite partout « branche profonde » de la spermatique n'existe pas plus ici que chez le bélier. Il est possible que l'erreur soit venue d'artères intra-glandulaires rencontrées par la coupe au moment où elles s'appuient sur le corps d'Highmore.

Il est possible encore qu'on ait pris pour des artérioles, à un examen trop rapide, les grosses veines, qui, elles, traversent constamment la cloison médiane et qu'il est facile d'injecter. Quoi qu'il en soit, malgré le nombre de mes préparations et la variété des injections employées, je n'ai pu voir une seule fois la moindre branche centrale se distribuant d'abord au septum médian et rayonnant ensuite. Déjà, à propos du bélier, je suis arrivé à la même conclusion négative; plus tard, chez l'homme, la dissection nous montrera qu'il y a là un détail à réformer dans les descriptions ordinaires.

Résumé. — L'artère spermatique du cheval, un peu plus grosse que la radiale de l'homme, décrit dans le cordon des spirales d'autant plus multipliées qu'elle se rapproche davantage du testicule.

De cette partie de son trajet naissent quelques rameaux ténus, destinés aux enveloppes du cordon.

Elle s'engage ensuite dans l'albuginée, et enserre en fronde le testicule, parcourant successivement l'extrémité reculée de son bord supérieur, son pôle postérieur, tout son bord inférieur et venant se terminer dans l'épididyme (moitié antérieure).

Ses branches naissent sur elles perpendiculairement, mais s'épuisent avant d'avoir atteint la partie moyenne des faces.

Il en part des rameaux plongeants (intra-glandulaires) qui suivent les cloisons, et donnent en abordant le corps d'Highmore un bouquet d'artérioles récurrentes, qui s'épuisent dans la pulpe glandulaire.

L'artère spermatique, une fois les branches données, s'épuise enfin par des rameaux :

Dans la tête de l'épididyme ;

Dans le tiers antérieur (au moins) de cet organe.

Les branches dites « profondes » n'existent pas.

Artère spermatique du taureau.

Ce qui a été déjà dit du bélier et du cheval permettra de passer beaucoup plus vite sur la description des mêmes parties chez les autres animaux. Ceux-ci se rapprochent toujours soit de l'un, soit de l'autre, suivant que leur testicule est extérieurement conformé comme celui du bélier, ou comme celui du cheval. Il ne sera donc question que de détails spéciaux à tel ou tel animal.

Le testicule du taureau est à peine un peu plus volumineux que celui du bélier. D'ailleurs, même type, même suspension par un pôle, même disposition toute spéciale de la tête de l'épididyme, en organe déjeté en arrière et aplati. Par un seul point l'organe diffère de celui du bélier : il est plus allongé, c'est tout.

Quant à la disposition de l'artère spermatique, rien non plus n'est changé,à part quelques détails sans grande importance.

Les enroulements du vaisseau dans le trajet funiculaire, aboutissant à la formation d'un cône de spirale, sont presque aussi riches que ceux du bélier. Sur les faces la marche si contournée, les méandres si élégants de l'artère sont à peu près reproduits ici.

Le point le plus sérieux était pour moi la recherche des branches dites « profondes » et la façon dont l'épididyme reçoit ses vaisseaux. Les branches profondes n'existent pas plus ici que chez le bélier, que chez le cheval; elles seraient pourtant faciles à trouver ici, car l'organe se laisse disséquer sans trop de peine. Mais pas une fois je n'ai pu en découvrir un seul. S'il arrive, par anomalie, que la spermatique abandonne une branche au testicule en arrivant sur lui, cette branche s'écarte immédiatement de la verticale, pour, non pas pénétrer le corps d'Highmore, mais se perdre dans l'épaisseur de l'albuginée, au sein de laquelle il est possible de la suivre sans dissection, quand l'injection a été riche en térébenthine et fortement colorée.

Pour ce qui regarde la distribution vasculaire de l'épididyme, on met facilement en évidence deux ou trois branches nées directement de la spermatique assez haut dans son trajet funiculaire. De ces branches une ou deux vont sur la face externe rejoindre l'espèce de médaillon aplati qui représente la tête de l'épididyme.

La dernière s'épuise dans la partie moyenne du corps de l'épididyme.

Il n'est pas besoin d'ajouter que la distribution intra-glandulaire des rameaux terminaux est exactement ce que nous avons trouvé chez le bélier et chez le cheval : c'est un détail constant que cette récurrence des branches dernières destinées, elles, à la partie noble de l'organe.

Artère spermatique du chien.

Dispositions générales. — Le chien n'a pas de tunique vaginale, ou plutôt, ce qui s'enfonce dans ses bourses et forme enveloppe séreuse du testicule, c'est un canal vagino-péritonéal qui ne s'oblitère jamais. A sa partie postérieure, lorsqu'on l'a incisé, on trouve les éléments du cordon, bien difficile à isoler en ce point, ni plus, ni moins volumineux que les mêmes parties chez l'homme. D'ailleurs, le testicule du chien ne diffère pas du nôtre en volume.

En passant, qu'il me soit permis de signaler un détail qui s'éloigne sans doute de mon sujet, mais qui m'a paru mériter d'être signalé. On voit descendre, sur la face externe de la tunique fibreuse du chien, un gros faisceau musculaire, aplati, rouge, large de deux à trois centimètres, éventaillé à sa partie terminale. C'est évidemment son *crémaster externe*. Quand on le poursuit vers l'abdomen, on le voit se continuer manifestement avec le muscle transverse, très charnu, très épais chez le chien. Ce muscle est formé d'une série de bandelettes musculaires (faisceaux) disposées côte à côte d'avant en arrière. La plus postérieure de ces bandelettes, après avoir suivi quelque temps la direction de ses voisines, les abandonne quand elle arrive au droit de l'orifice profond du canal inguinal. Elle s'y engage, et c'est elle que nous venons de voir formant le crémaster externe du chien.

Technique. — Ici on n'injecte pas la spermatique au sein du cordon, par la simple raison qu'on ne l'y trouve pas facilement et que, y fût-elle aisée à découvrir, son volume est tellement minime qu'on n'y peut placer de canule.

Il faut aller chercher son embouchure aortique, partie relativement évasée, très solide, et par laquelle l'instrument s'engage sans trop de difficulté. On peut ainsi injecter l'artère dans toute son étendue.

J'ai employé deux procédés pour cela. D'abord, l'injection à la gélatine colorée au violet d'aniline, solution toujours filtrée. Pour la bien réussir, il est bon, je crois, de fendre les bourses, de mettre à découvert le cordon et de l'arroser, durant tout le cours de l'injection, avec de l'eau très chaude. La gélatine passe facilement, il n'est pas besoin de se presser, car elle reste longtemps liquide. En second lieu, j'ai employé l'injection de cire noire dissoute dans l'alcool. Elle convient mieux pour les branches superficielles qui se détachent vivement sur le fond gris de l'albuginée, mais elle est trop cassante pour la préparation des branches profondes.

Celles données directement à la glande sont évidemment plus intéressantes.

Avant d'aborder le testicule, l'artère décrit quelques enroulements irréguliers, qui commencent dès son passage dans le canal inguinal. Mais il y a loin de ces quelques spirales au trajet si richement contourné de la spermatique du taureau, par exemple. En arrivant sur la glande, elle s'engage au sein d'une albuginée qui ne se sépare plus en feuillets, contourne en fronde les quatre cinquièmes de l'organe, et s'épuise finalement au niveau du pôle antérieur. Dans les injections de cire poussées avec grande lenteur (1/4 d'heure) il est possible de voir mieux.

La partie tout antérieure de l'épididyme offre des stries noires, c'est-à-dire des vaisseaux. dont le calibre est certainement une fraction de millimètre, mais dont l'existence est indiscutable. Pour les disséquer il faudrait la dissociation aux aiguilles. On peut faire plus vite et presque aussi bien de la façon suivante : L'organe est épinglé sur un liège ; pendant qu'une pince fine étire l'épididyme en divers sens, et met à découvert les branchioles injectées, on épingle ainsi qu'il convient pour maintenir celles-ci visibles. C'est un travail sans doute un peu menu, et pour lequel la loupe est utile, mais il a l'avantage de démontrer une fois de plus que le trajet de la spermatique est un cercle péritesticulaire complet, ou qui du moins cherche à se compléter par les branches données en dernier lieu à la partie antérieure de l'épididyme.

Branches intra-glandulaires. — Pour les préparer, on a le choix entre deux procédés. Soit l'injection gélatine-violet de méthyle, mais alors il faut disséquer immédiatement, car la couleur diffuse d'une façon fâcheuse ; soit l'injection à la cire. Cette dernière est cassante, c'est vrai mais elle a le très grand avantage de pouvoir attendre et de n'être pas attaquable. On peut alors pratiquer au scalpel de fines éraillures sur l'albuginée, puis abandonner le testicule 8 à 15 jours dans la glycérine. On le fixe alors sur une plaque de liège, et on l'attaque par une véritable dissociation (aiguilles, pince à iridectomie).

Les rameaux intra-glandulaires naissent des artérioles intra-albuginiques et s'enfoncent dans le testicule, suivant probablement les cloisons, celles-ci peu visibles. Arrivées vers le centre, elles s'épanouissent en un bouquet dont il est bien rare d'injecter convenablement toutes les branches. Lorsqu'une de celles-ci paraît suffisamment préparée, on peut voir à la fois sa naissance et sa terminaison. On constate alors ce même trajet récurrent, cette marche en retour de toutes les ramifications profondes des artères intra-parenchymateuses. Après 4 ou 5 millim. on ne peut plus rien disséquer ; la branchiole s'est épuisée dans le parenchyme.

Branches profondes. — On ne peut nommer celles-ci que pour nier leur existence. En raison du faible volume du testicule du chien, de la difficulté relative d'injecter bien son artère spermatique, il peut venir à l'esprit cette objection, qu'on n'a pas réussi à injecter les branches profondes, lesquelles n'en existeraient pas moins. Cependant, quand la cire pénètre dans les très fins rameaux récurrents de la pulpe, on ne voit pas quel vaisseau pourrait échapper à une injection aussi pénétrante. D'ailleurs, et par analogie, il eût été étonnant d'en rencontrer trace, attendu qu'elles manquent chez de grands animaux à injection facile, tels que le cheval, le bélier, le taureau. C'est d'ailleurs — je le répète après l'avoir dit plusieurs fois déjà, — c'est d'ailleurs le type de conformation normal des glandes séminifères dans toute la série animale : « richesse en aspect contourné de branches superficielles, absence de toute branche profonde donnée directement au centre de l'axe fibreux (corps d'Highmore).

Artère spermatique du chat.

Je n'ai qu'un mot à en dire. Tout ce qui a été dit du chien s'applique au même organe du chat. Une seule différence. L'artère du chat est presque complètement rectiligne. Il y a bien sans doute quelques inflexions dans le trajet, mais elles n'existent qu'à la partie tout à fait terminale, au moment où le vaisseau arrive au voisinage du testicule. De plus, ce ne sont que des inflexions, et nullement des spirales, des déroulements.

Les animaux que j'ai préparés sont en petit nombre (quatre), et ont tous été tués par le chloroforme, et non par hémorrhagie. C'est à cela que je dois sans doute de n'avoir jamais pu réaliser une injection bien complète de leurs vaisseaux spermatiques. Cependant, leur arrangement superficiel se rapproche si bien de celui du chien, l'enroulement en fronde de l'artère se dessine si nettement, qu'il ne paraît pas trop osé de conclure d'un animal à l'autre en ce qui regarde les branches intra-glandulaires et de regarder la disposition comme identique.

Néanmoins, c'est une pure déduction par analogie que je me permets ici, il ne m'est pas possible d'être plus précis pour l'instant.

Artère spermatique de l'homme.

L'artère spermatique naît, comme on sait, dans la région rénale. Elle descend ensuite en arrière du péritoine et pénètre dans le canal inguinal, où elle se mêle aux éléments du cordon.

Technique. — On aurait intérêt à injecter l'artère près de sa terminaison, et à l'isoler par conséquent immédiatement au-dessus du testicule. Mais en ce point, — comme d'ailleurs dans toute l'étendue du cordon, — son volume est trop petit pour permettre l'introduction des canules ordinaires. Il faut la préparer par sa partie supérieure, et on peut alors user de trois procédés :

a) Injection par la crosse de l'aorte. Procédé trop infidèle. Les branches dernières ne peuvent pas être injectées.

b) Injection par le segment aortique correspondant à sa naissance, segment isolé par deux ligatures, ou plus simplement par deux pinces de Péan en travers. On peut être gêné par les lombaires, qui naissent déjà.

c) Injection au moyen d'une canule fine, introduite par l'aorte incisée dans l'infundibulum d'ouverture de la petite spermatique. C'est la meilleure méthode, assurément.

La matière à injection chaude sera le blanc de baleine térébenthiné ; le contrôle se fera avec la cire en solution alcoolique (très utile ici).

Branches collatérales données dans l'abdomen. — On les prépare plus facilement si on a soin, avant de commencer l'injection, de placer une longue pince sur les éléments du cordon pris en bloc, à leur entrée dans l'orifice inguinal profond.

Rien ne passe dans les bourses, seule la partie abdominale de l'artère s'injecte sous pression. On dissèque ensuite *sur place*, sans chercher à rien enlever : l'oubli de cette précaution fait qu'on supprime la branche capsulo-rénale, sinon les autres.

Les branches données sont les suivantes :

1° *Branches fines aux ganglions lymphatiques de la chaîne lombaire.* — Ceux-ci apparaissent arborisés, un peu comme le sont les ganglions nerveux du sympathique cervical, après une injection des carotides :

2° *Branches de la partie supérieure de l'uretère.* — Il ne pouvait guère en être autrement. Il y a en effet dans l'abdomen, au moins à gauche, un véritable paquet formé par la *petite mésaraïque*; les *veines pampiniformes*, l'*uretère*, et l'*artère spermatique*. Ces rameaux sont facilement visibles. Ils paraissent s'étendre du collet du bassinet jusqu'au détroit supérieur. Si on veut les mieux voir on injecte *ensuite* l'uretère avec du suif coloré au curcuma. La préparation est très jolie.

3° *Branche capsulo-rénale.* — Née sur le bord externe de la spermatique, elle monte en dessinant une courbe concave en haut et en dedans; cette courbe est encadrée par une autre, beaucoup plus apparente mais plus externe, formée par le rameau capsulaire de la veine spermatique (Tuffier, Lejars). Cette branche se perd vers le pôle inférieur du rein où elle est très difficile à suivre.

Si j'ai cherché à suivre ce rameau, c'est d'abord parce qu'il n'est pas décrit dans nos classiques français; ensuite, parcequ'il est une des explications de l'hémorrhagie vers l'extrémité inférieure du rein, au dernier temps de la néphrectomie.

Branches collatérales données au cordon. — 1° Rameaux au tissu cellulaire du cordon, aux parois veineuses. Très ténus.

2° Rameaux au crémaster. Plus sérieux. On étale le cordon injecté sur un liège, et on le fixe avec des épingles. Les vaisseaux tranchent en rouge vif sur la couleur terne des fibres musculaires; tout s'accentue par la dessiccatien, surtout aidée des pulvérisations de méthylène.

Branches terminales. — La première est donnée à la tête de l'épididyme, et s'unit, vers la partie moyenne de ce petit organe, avec une pareille branche donnée, par la déférentielle, à la région de la queue. C'est la description classique connue. Je ne m'y arrête pas, pour passer à l'étude plus délicate des branches fournies à la glande elle-même.

a) *Rameaux intra-albuginiques.* — La spermatique pénètre l'albuginée sur le bord postéro-supérieur du testicule, et chemine dans la membrane fibreuse en décrivant une anse qui embrasse l'organe en presque totalité.

L'analogie est absolue avec ce que nous avons vu jusqu'ici, en particulier avec l'artère spermatique du cheval.

En arrivant à l'extrémité postérieure de la glande, elle commence à donner des branches flexueuses qui montent les unes sur la face interne, les autres sur la face externe parallèles entre elles et assez courtes pour ne dépasser point en hauteur la partie moyenne des faces.

L'artère continuant sa route, mais considérablement réduite, vient enfin se terminer dans tous les éléments de l'extrémité antérieure du testicule (albuginée, tête de l'épididyme, tiers antérieur du canal épididymaire).

b) Branches intra-glandulaires. — Mêmes rameaux perforants, même direction droite dans les cloisons jusqu'au corps d'Highmore, même réflexion, même retour en arrière du bouquet d'artérioles donné seulement en ce point. Rien ne distingue cette circulation centrale de l'homme de celle des animaux, et on la met en évidence par les mêmes moyens (macération dans la glycérine, dissociation aux aiguilles et à la pince à iridectomie).

Il est inutile de répéter ici ce qui a déjà été précisé pour le cheval, le bélier, le taureau, le chat, le chien.

En résumé, la circulation artérielle du testicule humain se rapproche intimement de celle de certains animaux (cheval), s'éloigne par détails de celle de certains autres (bélier, taureau). Il manque à l'homme ces trois rameaux isolés, destinés à l'épididyme, qu'il est si facile d'injecter chez le bélier. Il a, comme le cheval, une artère moyennement contournée dans son trajet intra-fibreux, et une terminaison du vaisseau « vers » la tête de l'épididyme.

Quant à l'existence des branches profondes, traversant directement le corps d'Highmore pour se rendre aux lobes adjacents, je suis obligé de la nier formellement, car jamais on ne peut en disséquer. Ce qu'on voit c'est le résultat des coupes, lesquelles rencontrent au centre de l'organe, les rameaux terminaux des artérioles périphériques. Voilà la cause d'erreur, très probablement.

M. Charpy est plus catégorique et dit : « très certainement ». C'est au moyen des coupes qu'il s'est fait une opinion sur la circulation testiculaire : mais c'est un procédé défectueux. Il vaut mieux s'en tenir à la dissection, beaucoup plus difficile, mais plus sûre. Elle montre l'absence absolue de toute artère, — mais la présence de belles veines — au milieu des éléments du septum fibreux médian. Les branches profondes n'existent pas. En ce point d'ailleurs, la spermatique de l'homme se comporte comme la spermatique de l'animal, sans une variante.

ANASTOMOSES DE L'ARTÈRE SPERMATIQUE DE L'HOMME

Cela dit de la distribution de l'artère, voyons ses connexions avec les vaisseaux voisins.

Il sera facile d'en déduire de quelle façon se fait le rétablissement de la circulation le cas échéant.

1° *Anastomose avec la rénale.* — L'union avec la rénale a lieu essentiellement en deux points :

a) Peut-être au moyen de la *branche capsulo-rénale.* C'est même probable, puisque quelques branches de l'artère rénale se rendent au même point de la capsule.

b) *Sur l'uretère.* Ici l'anastomose est nette. Quand on pousse une injection fine dans la spermatique (après le pincement en masse du cordon). On n'injecte pas complètement la rénale, mais on trouve en elle quelques grumeaux colorés. Quand on injecte la rénale en rouge et la spermatique en bleu, on trouve quelquefois le point d'union des deux systèmes au collet du bassinet, mais souvent on échoue, le rein décomposé se prêtant trop aux ruptures.

D'ailleurs, on sait en physiologie que pour inciser un rein sans avoir de sang il ne suffit pas de lier le pédicule, ni même d'en séparer la capsule surrénale ; le rein saigne jusqu'à ce qu'on ait lié l'uretère (à cause des rameaux spermatiques).

2° *Anastomose avec la vésicale inférieure.* — Elle a encore lieu sur l'uretère. Si on pousse dans l'uretère du suif coloré en jaune, après injection complète du système artériel (en bleu ou en rouge), on voit courir sur lui de très nombreuses branches artérielles :

Rénales en haut;

Vésicale inférieure en bas;

Spermatiques au milieu.

3° *Anastomose avec les honteuses externes et l'artère funiculaire.* — On pousse l'injection par la fémorale, après avoir lié l'iliaque externe et saisi dans une pince la sous-cutanée abdominale. Les rameaux très nets, très gros relativement, apparaissent jusque sur le crémaster et la tunique fibreuse.

4° *Anastomose avec l'artère déférentielle.* — C'est un des vaisseaux les plus difficiles à injecter : on réussit cependant avec la gélatine, ou avec la solution méthylique de cire à cacheter. Cette anastomose se fait sur l'épididyme, où se rencontrent les terminaisons des deux artères, — déférentielle et spermatique.

En résumé, si l'artère est oblitérée, pour cause quelconque, au-dessous de l'anneau inguinal, il lui reste deux sources où puiser le sang nécessaire à la circulation du testicule :

La déférentielle;

Les honteuses externes.

Physiologie de la circulation artérielle du testicule.

Un fait domine tous les autres et passe au premier plan : c'est — si l'on veut bien me passer le terme — le luxe de précautions que l'artère prend avant d'aborder l'élément noble de l'organe, la pulpe testiculaire. Cela ressort jusqu'à l'évidence des quelques considérations suivantes, tirées de la distribution anatomique du vaisseau :

1° Avant d'atteindre le testicule, l'artère décrit une série de spirales superposées qui tendent à se multiplier encore au moment où elles vont atteindre la glande. Cela est vrai pour l'animal ; nous avons vu l'artère spermatique du cheval, celle du bélier mesurer 2 mètres. Chez l'homme, il n'y a pas de vraie spire, mais seulement quelques flexuosités tout à fait en bas.

2° Aucun rameau ne plonge directement dans la glande pour aborder, toujours directement, la pulpe testiculaire ; chemin faisant, il nous a été facile de démontrer que les « branches dites profondes » n'existent pas.

3° Arrivée au testicule, l'artère ne se divise pas immédiatement, mais entoure en fronde l'organe, continuant ses flexuosités et émettant des branches elles-mêmes flexueuses.

4° L'artériole intra-testiculaire, n'est ni une branche primaire, ni une branche secondaire de la spermatique : c'est un rameau de cette branche secondaire.

5° L'artériole intra-testiculaire ne donne aucune branche avant son arrivée au contact du corps d'Highmore, c'est alors seulement qu'elle s'épanouit en rameaux récurrents, lesquels sont enfin distribués au parenchyme. Cette *récurrence* des branches intra-glandulaires est tout à fait remarquable.

6° Branches en rameaux, jusqu'à ceux de troisième ordre inclusivement, sont contenues dans des parties fibreuses, albuginées ou cloisons, et éloignées de ce fait des tubes séminifères.

7° Enfin des capillaires seraient eux-mêmes non point directement appliqués sur ce tube, mais comme tenus à distance par un manchon de cellules dites : « interstitielles » (Brissaud, art. Testicule, *Dict. de médecine et de chirurgie pratiques*).

En somme, tout concourt, dans le mode de distribution des artérioles au testicule, à épargner à celui-ci tout choc, tout courant trop rapide; il ne paraît pas qu'il existe une autre glande où pareils détails puissent être notés.

TABLE DES MATIÈRES

IMPRIMERIE LEMALE ET Cie, HAVRE

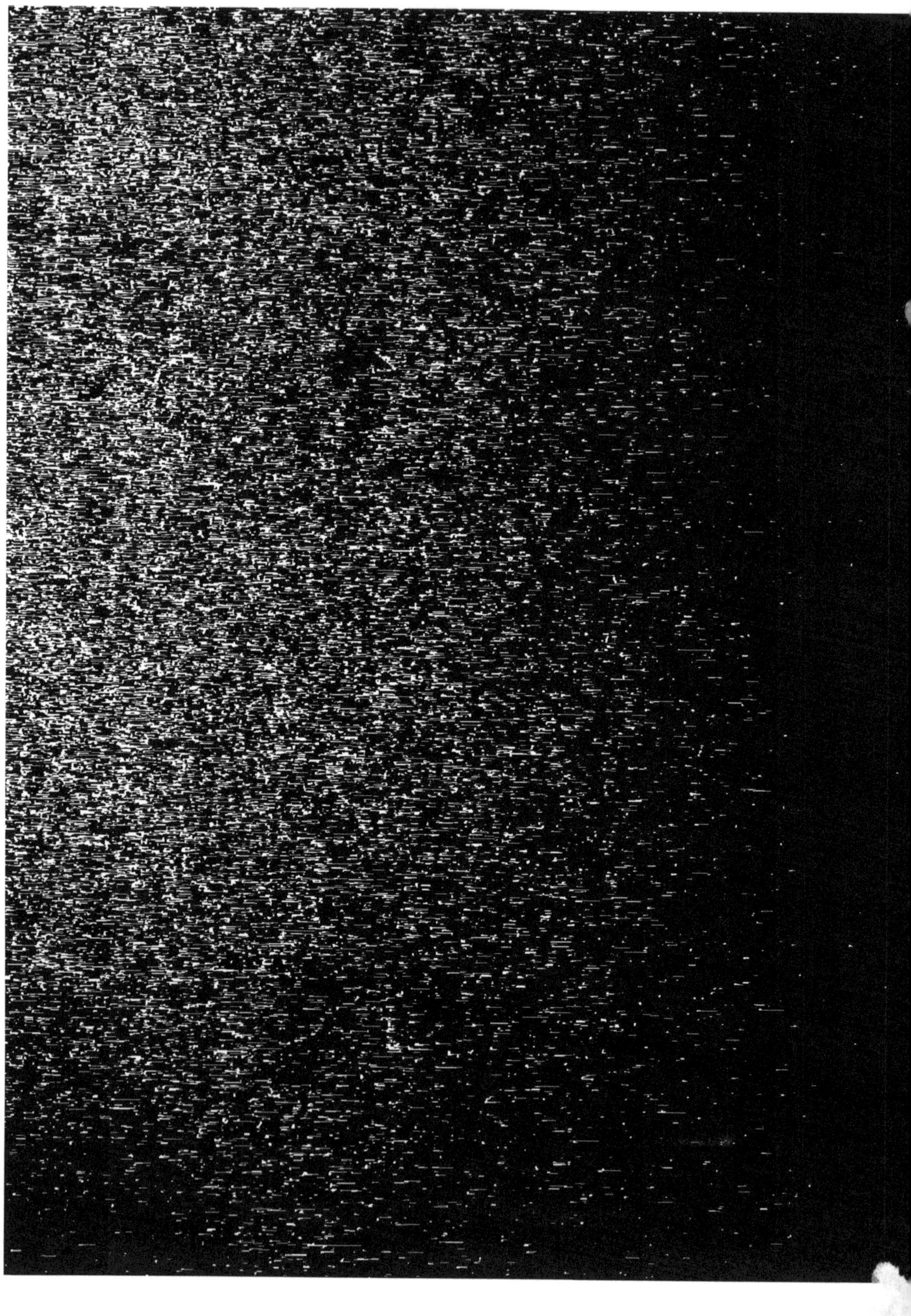

www.ingramcontent.com/pod-product-compliance
Ingram Content Group UK Ltd.
Pitfield, Milton Keynes, MK11 3LW, UK
UKHW022137190726
13855UKWH00003B/1191